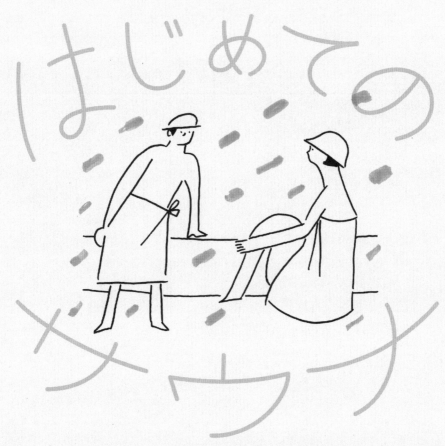

はじめての サウナ

文・**タナカカツキ** 日本サウナ・スパ協会公認 (サウナ大使)　絵・**ほりゆりこ**

はじめに

この本は、日本では「おじさんのもの」というイメージが
つよいサウナの、本当の姿をわかってもらえるようにつく
りました。かといって、難しい話はでてきません。絵本を
読むような感じで、気楽にお楽しみください。サウナ未体
験の人への贈り物にも最適ですよ！

はじまりのサウナ

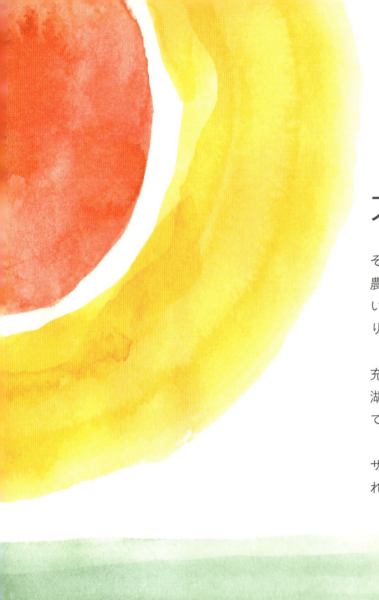

太陽を求めて

その昔、寒く薄暗いフィンランドで、農民たちは、太陽のようなあったか〜いモノを求めて、湖畔にサウナをつくりました。

充分に温まった身体には、雪や凍った湖はむしろここちよく、オーロラだって、愛でられるようになりました。

サウナは自然と人間の距離を縮めてくれたのです。

風呂のほんとうの意味

身体を温めることの「良さ」は、フィンランドだけでなく、世界中で知られていました。

洞窟や組み上げた石の中で焚き火をしたりして、身体を温め汗を流す。外に出て、風にあたったり、水に入ったりして火照った身体を冷ます。それを何度かくりかえすと、やがて恍惚感が訪れます。

日本では、これが「風呂」でした。湯船ではなくて、もともとはこんな「蒸し風呂」を指した言葉だったそうです。

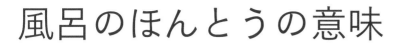

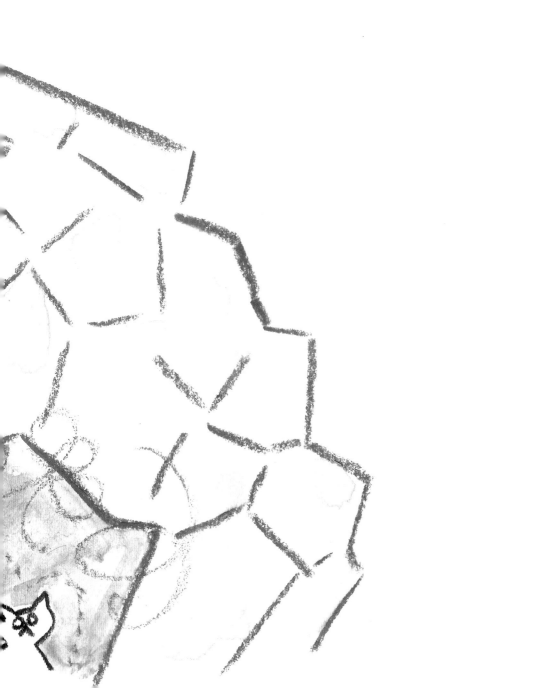

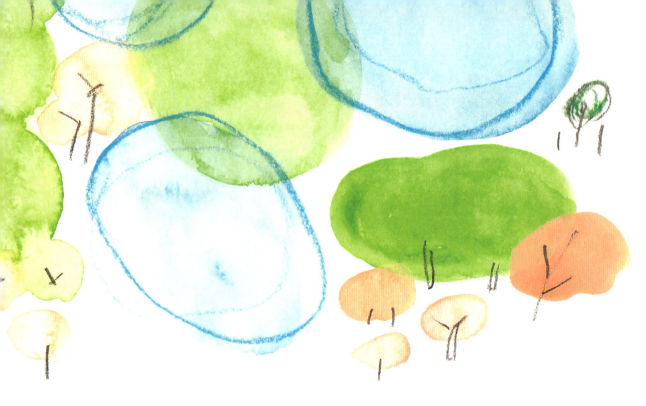

自然は部屋へと入っていく

フィンランドでは、そこらじゅうに湖があって、サウナ小屋は湖畔に建てられます。

都市化の進んだ日本でも、自然が与えてくれるあの心地よさを感じたいと、工夫をした人がいたのでしょう。湖のかわりに「水風呂」がつくられました。

都市にいながらにして、自然の中で風に吹かれるような心地よさを再現しようとしました。

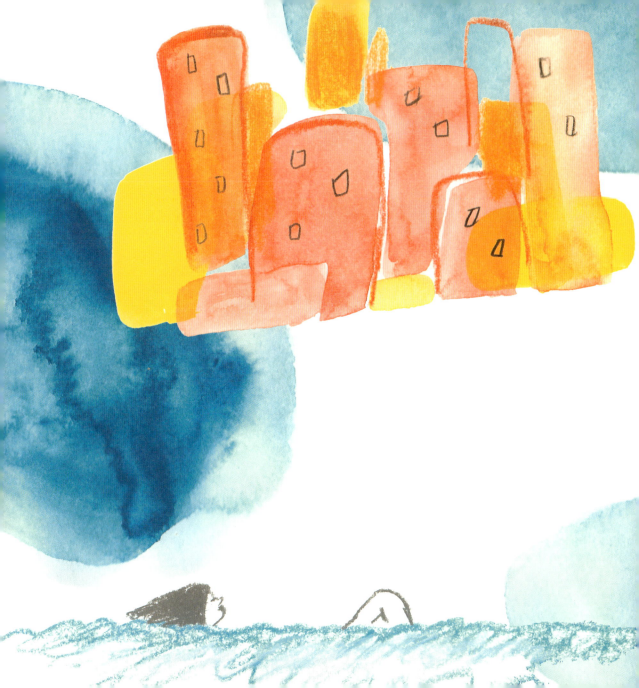

自然が私たちにくれるもの

なぜ、私たちはそうまでして、自然を求めるのでしょうか？

私たちはれっきとした動物です。元々は大自然の中で暮らしていました。今でこそ自然から離れて生きることがすっかり当たり前になってしまいましたが、離れれば離れるほど私たちは心のどこかで自然を求めています。

便利で住みやすい現代ですが、たまには社会から解き放たれ、自然に触れて、未来の自分を取りもどす時間がほしいのかもしれません。

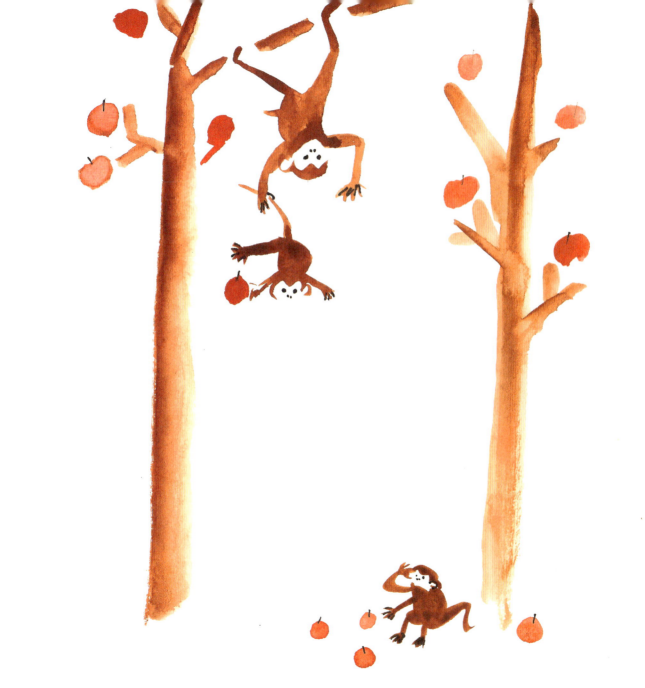

身体をととのえる方法

暑いサウナ室が苦しい、と感じる人もいるようです。
ガマンはしなくていいです。つらくなったら出ましょう。

そして水風呂につかって、またサウナ室にもどってくる。

これが、基本的なサウナの入り方です。温冷交代浴と言います。

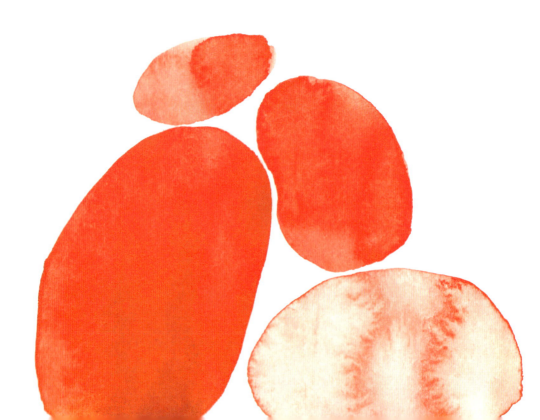

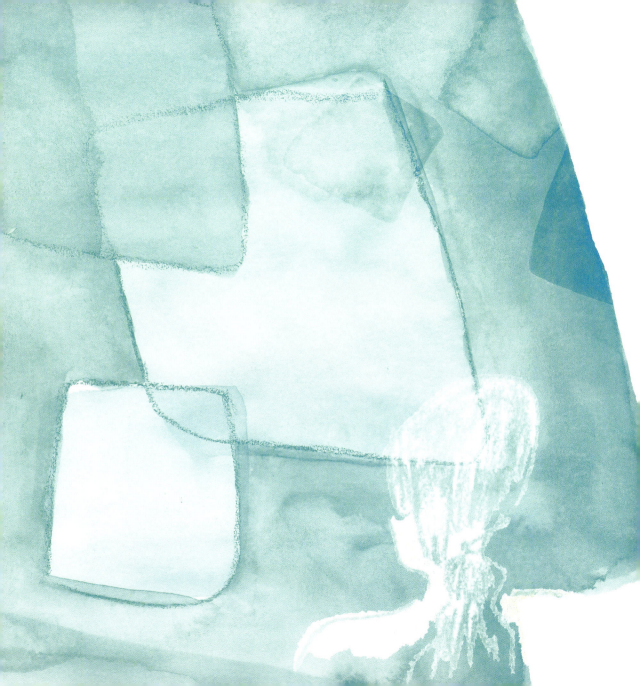

自分にもどる場所

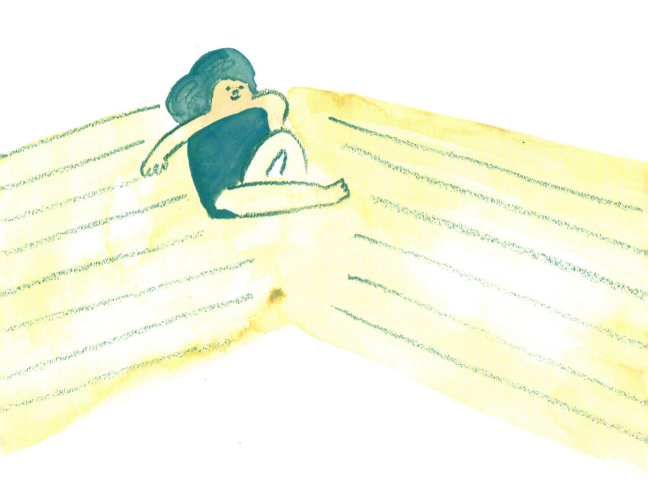

テレビのない、照明も落ちた、音も静かなサウナ室がおすすめです。

ひとりになれる時間。それは贅沢な孤独の時間です。

心を鎮めて、本来の自分にもどるような感じで、積極的にぼんやりすることをおすすめします。頭の中、心の整理につながります。

香りはスイッチ

大自然のサウナなら、花や緑の香りが漂ってくることがあるでしょう。

都市型のサウナ施設では、アロマ水をサウナストーンにかけて、香りの蒸気を充満させる、ロウリュが最近では人気です。

いい香りは、緊張から気持ちを開放してくれます。ガチガチに凝り固まった体はほぐれ、リラックスしていきます。

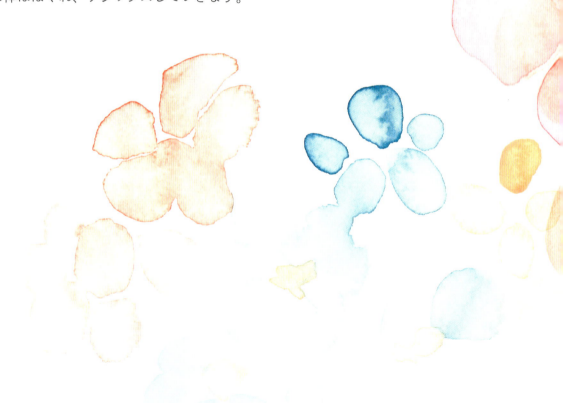

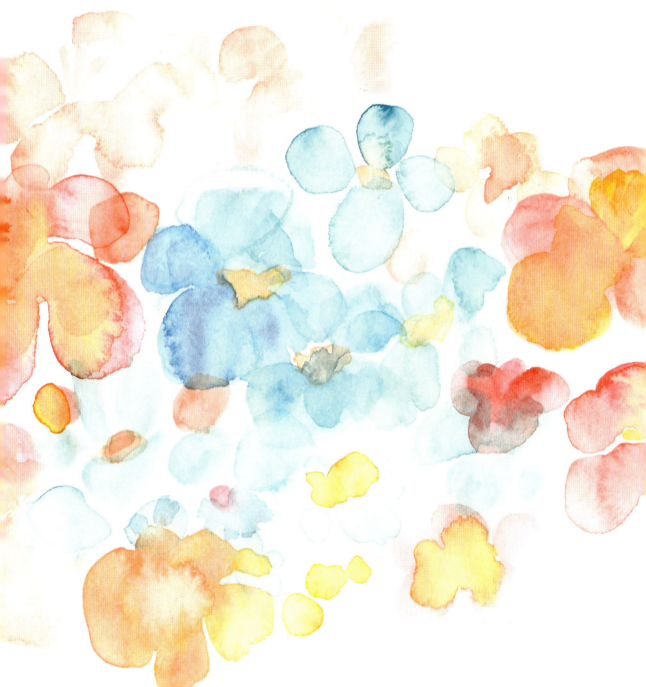

水のちから

大量の汗をかきますから、

たった一杯の水でも、人は

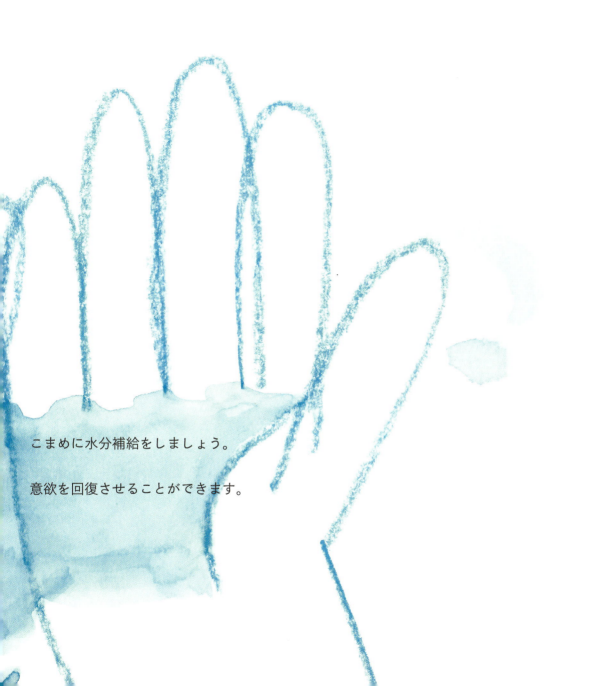

こまめに水分補給をしましょう。

意欲を回復させることができます。

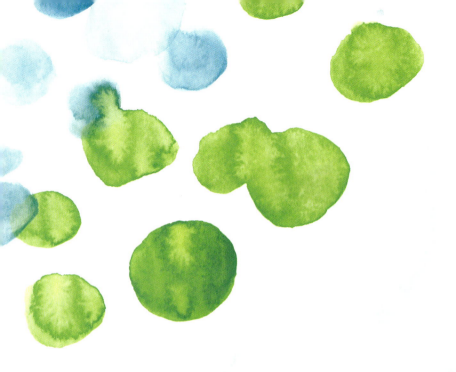

日々のストレスや疲れを汗とともに外へ出して、代謝をあげて、体の中からサッパリしましょう。

「メイクの汚れが毛穴からどんどん出てきてキレイになれる」と女性サウナ愛好家はみんな言います。

サウナは暑いのをガマンする苦しい場所ではなく、キレイになる場所です。

サウナは「水と熱だけのオーガニックコスメ」と言われています。

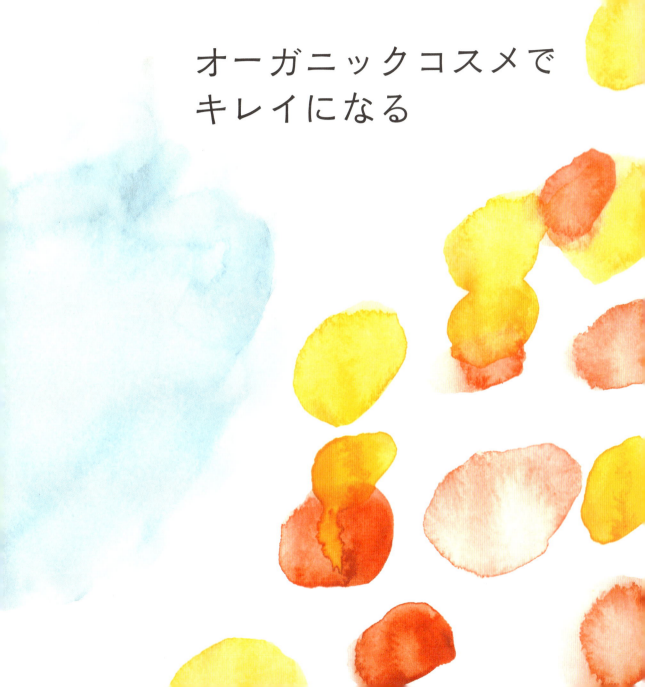

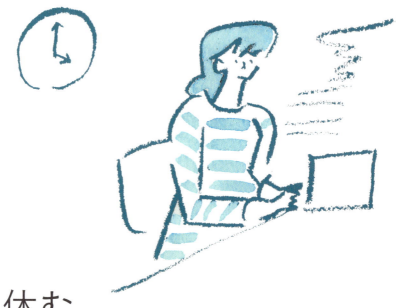

上手に休む

よい仕事をしている人は、休むことがうまい人だと思いませんか？

疲れがたまっていては、よい仕事ができません。
パフォーマンスを持続させるには、効率よく休むことが大切です。

一日のどこかに、あるいは週末に、サウナを取り入れてみるのはどうでしょう。
やる気が出てくるのを感じると思います。

働くことと休むことはセットです。

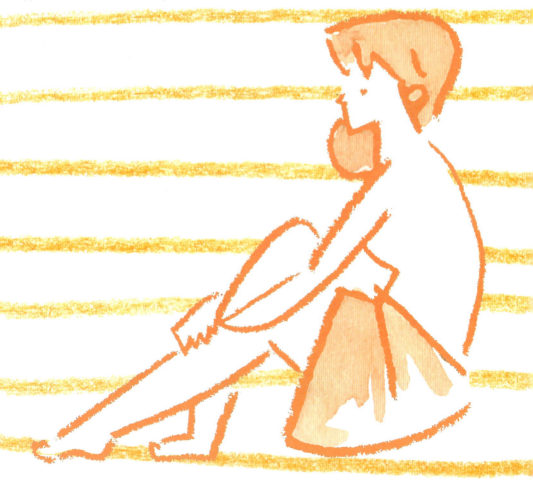

薄暗く、静かで、温かい空間、自然の音と香り。

フィンランドの湖畔のサウナ室。外はマイナス20度。

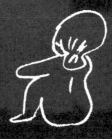

サウナ室から出たら湖へ ドボン！

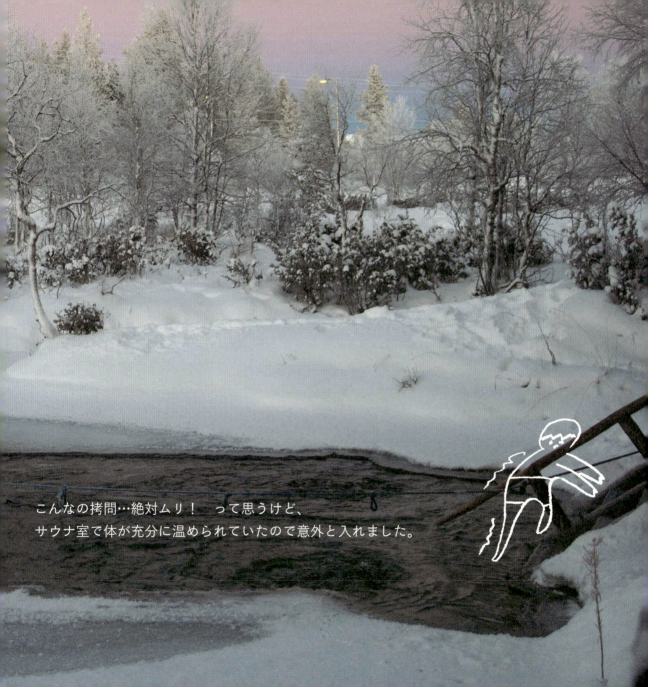

こんなの拷問…絶対ムリ！　って思うけど、
サウナ室で体が充分に温められていたので意外と入れました。

外気浴。その夜、オーロラは出なかったけど、

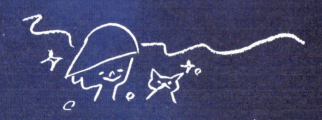

頭の中のオーロラでととのいました。

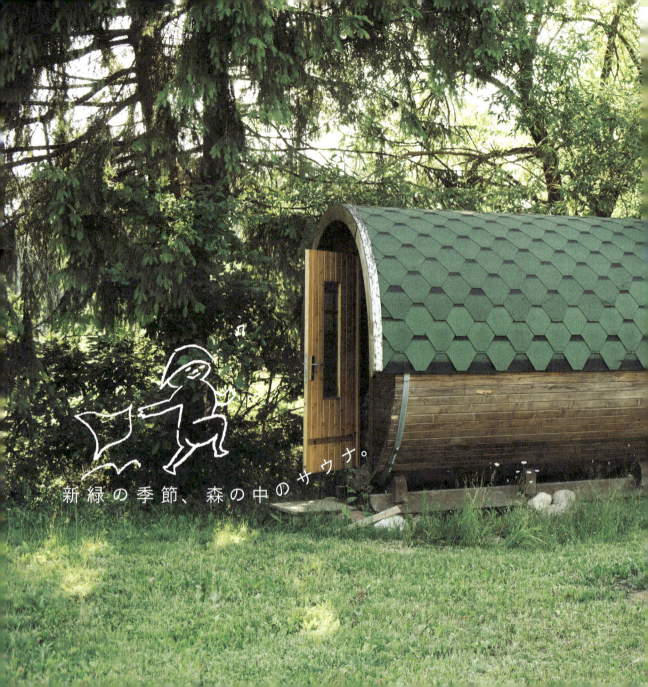

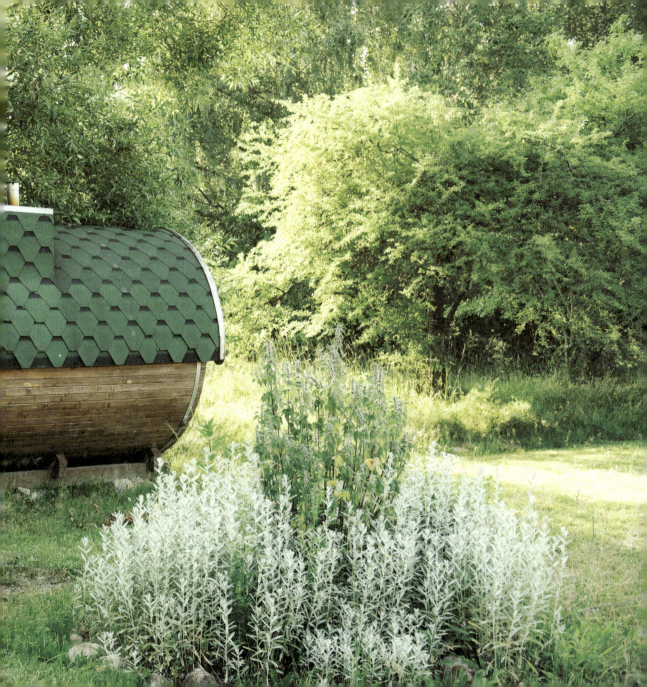

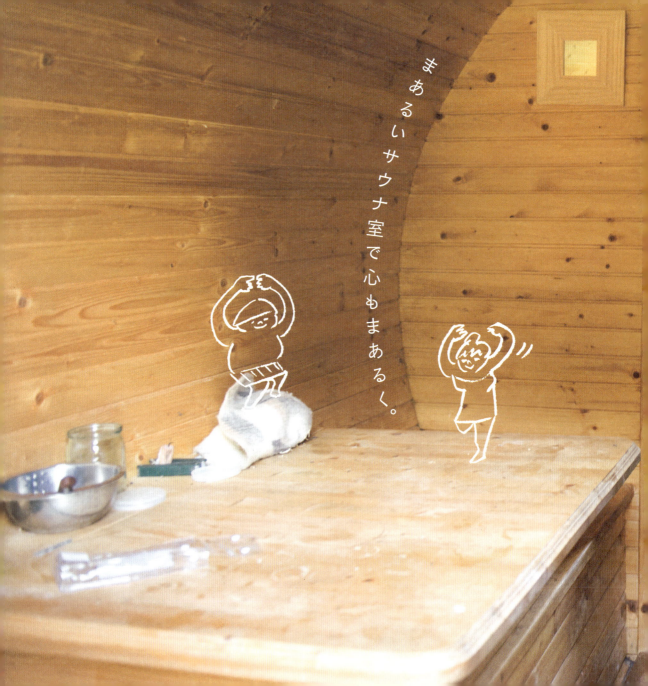

まあるいサウナ室で心もまあるく。

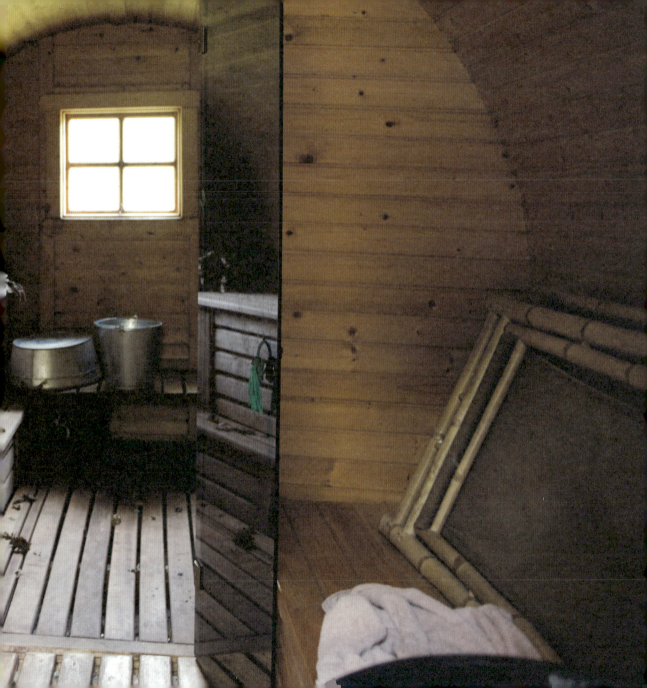

テレビは必要ありません。

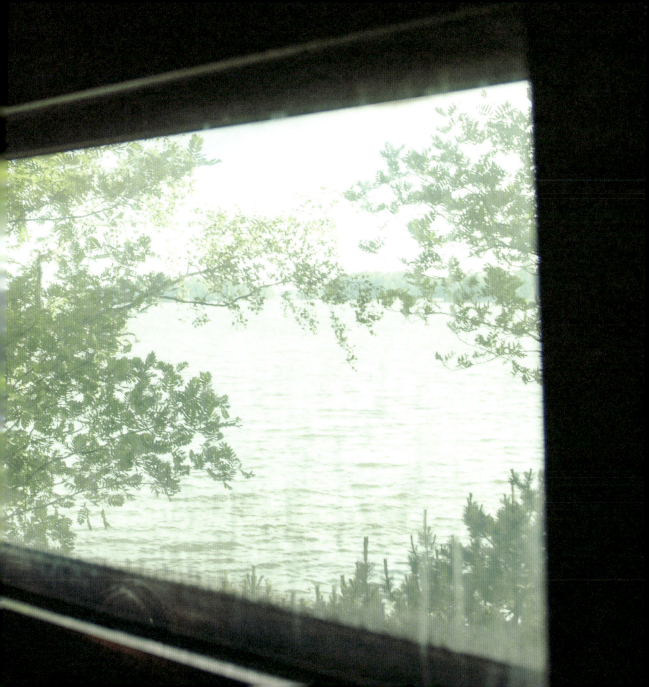

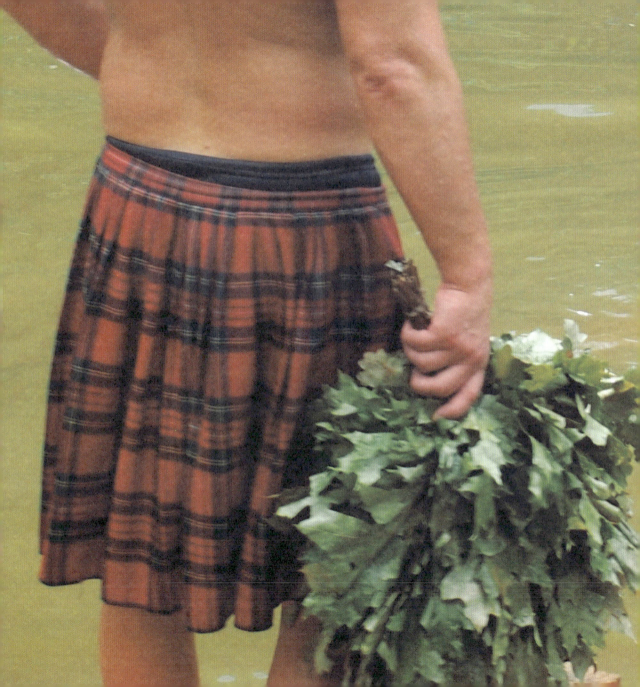

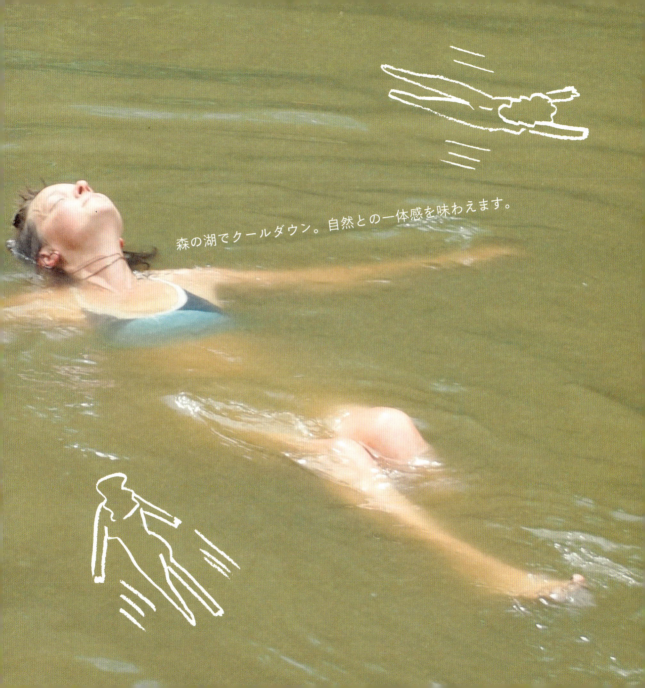

森の湖でクールダウン。自然との一体感を味わえます。

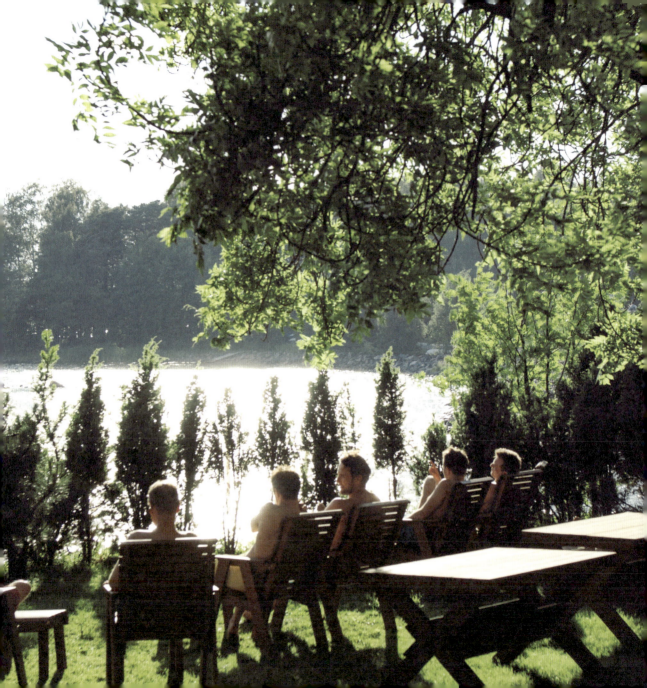

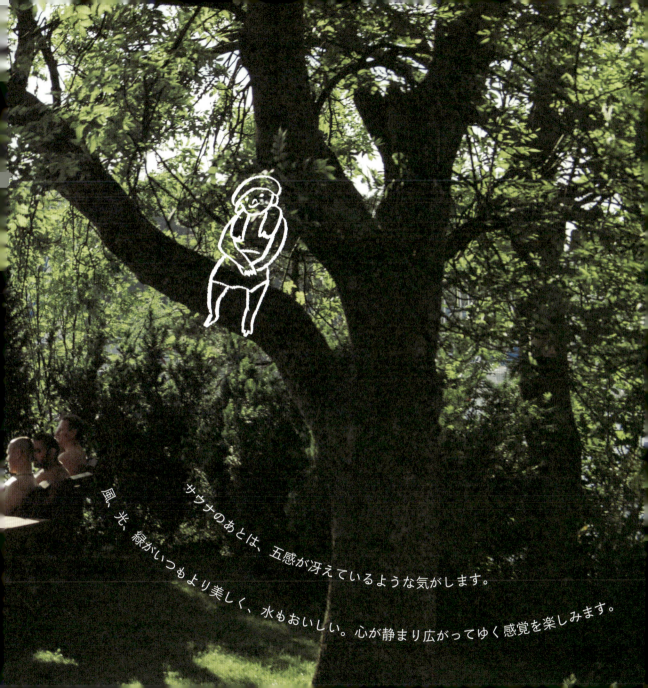

サウナのあとは、五感が冴えているような気がします。
風、光、緑がいつもより美しく、水もおいしい。心が静まり広がってゆく感覚を楽しみます。

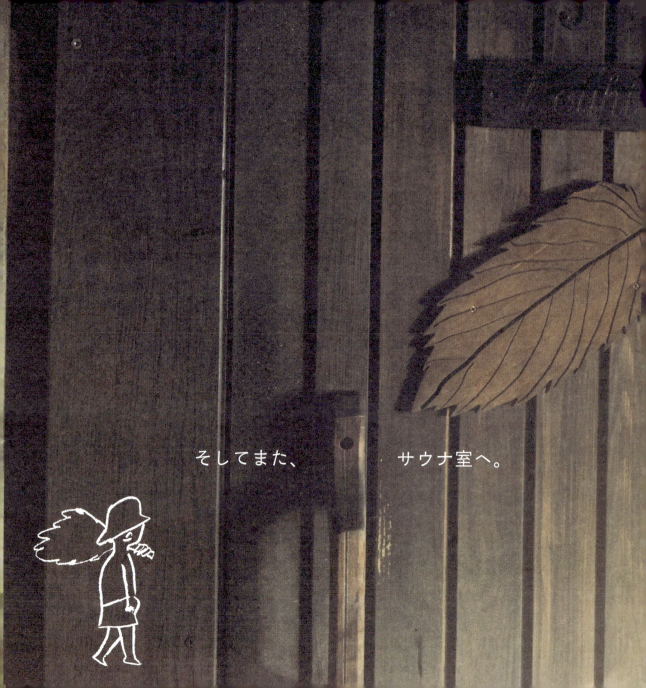

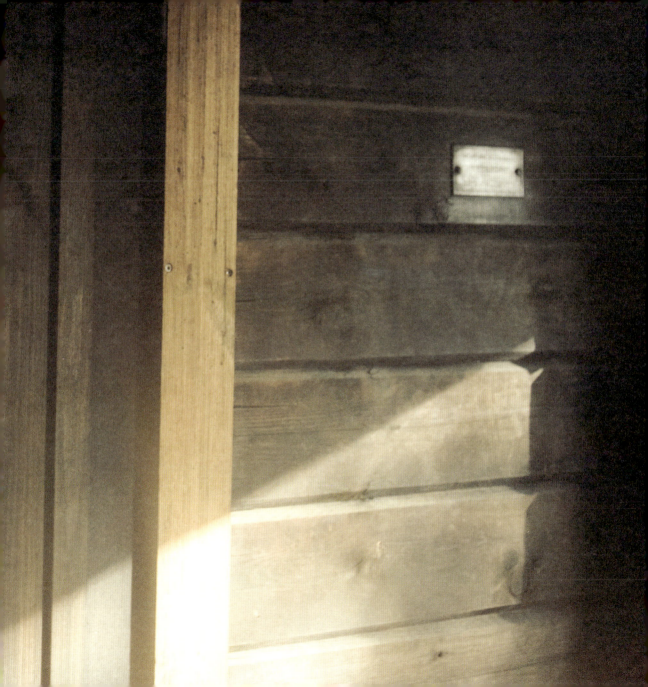

サウナの楽しみ

サウナに行ってみよう

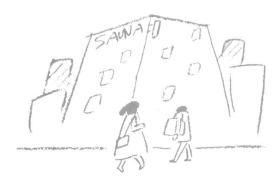

街のお風呂屋さん、健康ランド、フィットネスジム……サウナはいろんなところにあります。サウナに行くなら、よいサウナに行きましょう。

よいサウナとは、まずは清潔であること。できれば、すいていて、静かで、薄暗く、落ち着いた雰囲気のあるサウナ室がおすすめです。高温すぎず、ロウリュが行えるフィンランド式サウナならなお、よいでしょう。

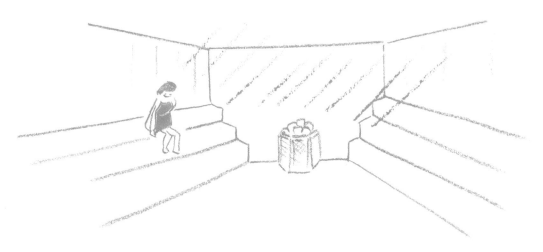

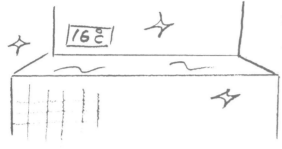

水風呂もしっかり冷たければ最高ですね。広い休憩スペースがあれば申し分なく、

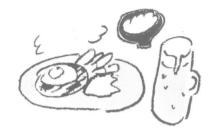

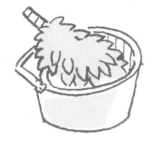

食事がおいしかったらもう充分すばらしい施設で、サウナ室にヴィヒタが置いてあればオーナーは間違いなくサウナ好きです。

外気浴スペースもあって、季節を楽しめる環境であれば史上最強です。他に利用客がいなくて、貸切状態であれば、そこはもう天国かもしれないので、気をたしかにしましょう。

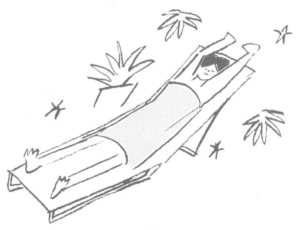

サウナ室いろいろ

高温で乾燥しているサウナ室、低温で湿度のあるサウナ室、塩サウナやミストサウナ、サウナ室にもいろいろありますが、本書でおすすめしているのはフィンランド式のサウナ室。高温すぎないので慣れていない人も入りやすいです。ロウリュができ、湿度があるので、よく温まり、喉や肌、髪の毛にもやさしいです。

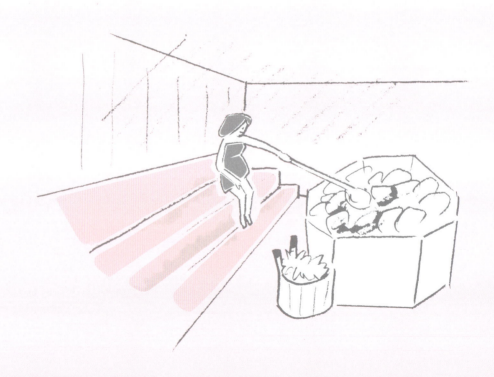

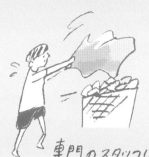
専門のスタッフによる
ロウリュサービス

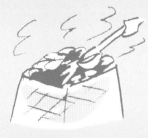
利用者が自ら行う
セルフロウリュ

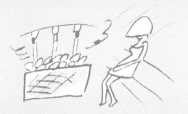
機械による自動化
オートロウリュ

湿度と温度の関係

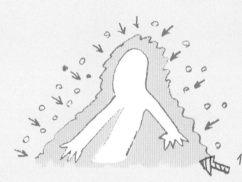

湿度が上がるほど、体感温度は高くなります。100度のサウナ室でも湿度が低ければ入れます。60度のサウナ室でも湿度があれば熱く感じます。

体に感じる熱は、室内の水分が伝えます。

サウナ室の多くはひな壇になっています。上段へいくほど温度は上がります。暑いのが苦手なら、下段に座りましょう。

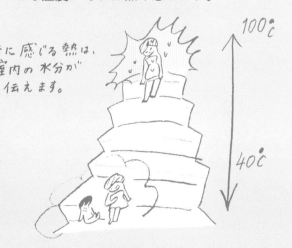

サウナ室には何分いればよいの？

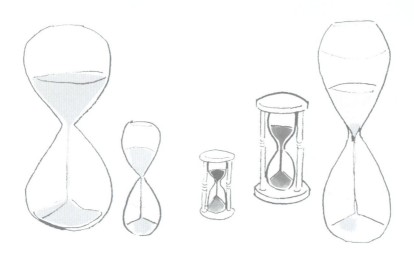

施設によって温度も湿度も違うので一概に言うことはできませんが、だいたい10〜12分入る人が多いです。

体の大きい人もいるし、小さい人もいる、同じ人だって日によって体調も違います。ルールはありません。汗が出て、しんどくなったら出ましょう。

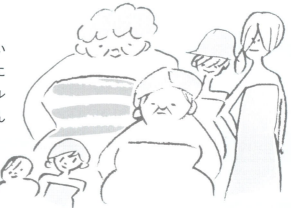

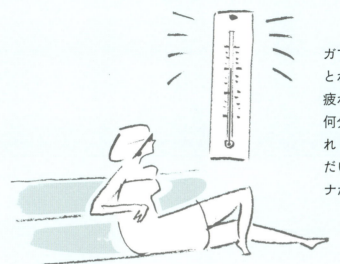

ガマンすると、せっかく疲れのとれるサウナなのに、かえって疲れがたまります。サウナ室に何分いればいいか、水風呂にどれくらい入ればいいか、自分でだいたいわかってくると、サウナが楽しくなります。

「気持ちいい」をさぐって発見する「心と体の地図のない旅」……は言い過ぎですが、これもサウナの楽しみのひとつです。
くれぐれもムリせず、安全な旅を心がけてください。

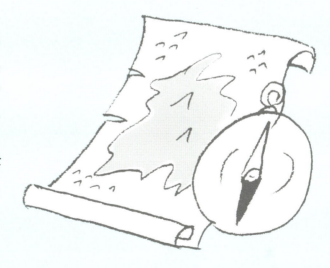

サウナのきほんは温冷交代浴

サウナ室

シャワーを浴びて、サウナ室に
約10分間入ります。

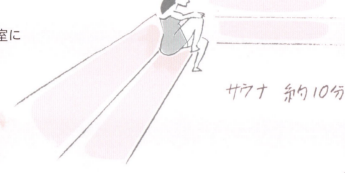

水風呂

汗が出たところでシャワー、またはかけ湯で汗を流して、水風呂に1〜2分つかり、少し休憩をして、再びサウナ室に入ります。これを3回くらい繰り返します。全部で、だいたい1〜2時間かける人が多いようです。

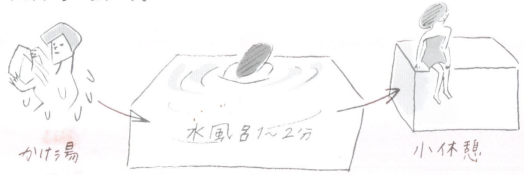

大休憩

椅子に深く座る、あるいは、寝っ転がる。一番リラックスできる状態をつくります。外気浴できたら最高です。

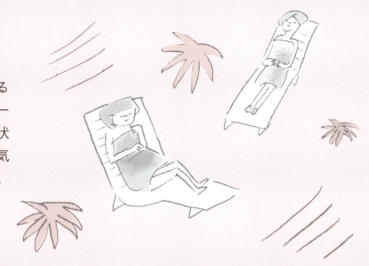

ととのう

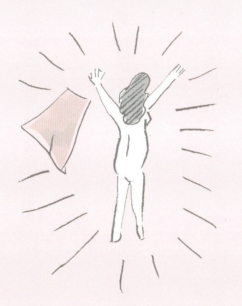

鼓動が大きくなっているのを感じるかもしれません。血液がいつもよりよく巡っているということです。脳にもたくさんの酸素が送られます。それはランニングや登山をしたときと似ています。まるで「ランニング・ハイ」のように、脳からは気持ちよくなるホルモンも分泌されるようです。

みんな苦手だった水風呂

水風呂になんの抵抗もなく、す〜っと入っていく人を見かけます。
そんな人も最初は水風呂が苦手だったはず。慣れちゃったのです。

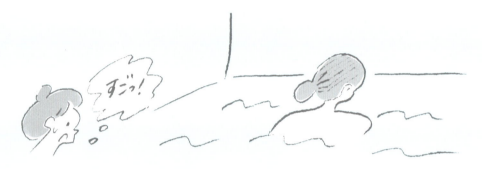

誰でも最初は水風呂なんて冷たすぎて入れないと思います。はじめは足先や手先だけ水に濡らす程度でかまいません。徐々に膝まで、腰までと、慣らしていきます。入れなければ、かわりに椅子に座るなどして涼みましょう。日をおいて、またチャレンジしてください。

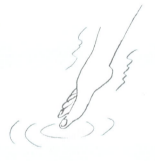

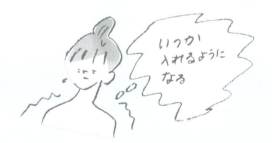

ゆっくり、時間をかけて、無理をせず。やがて慣れてゆくものだと思って取り組んでください。

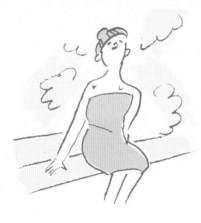

水風呂に慣れた頃、サウナがとても気持ちよくて、楽しいものになってゆきます。

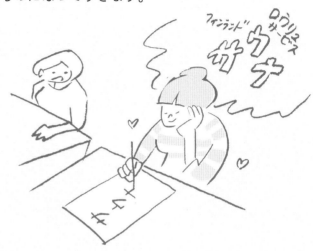

水風呂も施設によって温度はさまざまです

20度以上	水風呂ではなく、もはやプールですね。
18〜20度	ややものたりない冷たさです。
15〜17度	これくらいが冷たくて、充分にサウナ効果を期待できます。
9度以下	サウナ愛好家は一ケタ温度の水風呂をグルシン（シングル）と呼び、珍重します。
0℃以下	氷の張った湖。フィンランド人は普通の顔して入ります。慣れってすごい！

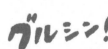
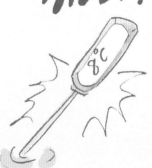

サウナが私たちにくれるもの

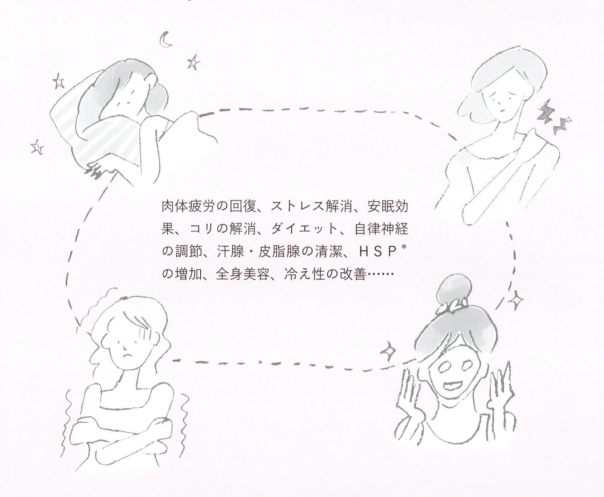

肉体疲労の回復、ストレス解消、安眠効果、コリの解消、ダイエット、自律神経の調節、汗腺・皮脂腺の清潔、HSP*の増加、全身美容、冷え性の改善……

※ヒートショックプロテイン（HSP, Heat Shock Protein）とは、傷んだ細胞を修復する働きを持つタンパク質のこと

サウナのさまざまなメリットが言われています。なかでも一番の効果は、思考が前向きになることではないでしょうか？

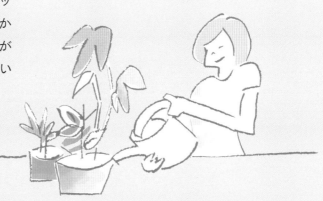

サウナによってもたらされる、心が静まり広がってゆく、歓喜に似たような感覚を、サウナ愛好家は「ととのう」と表現します。

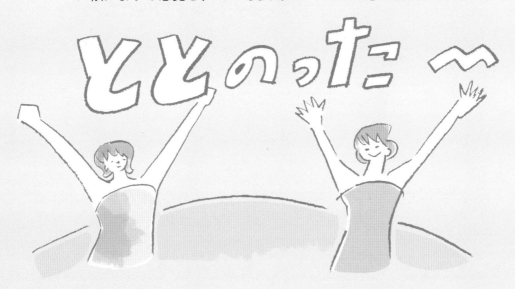

サウナと自律神経

サウナは自律神経のバランスを整えます。自律神経は交感神経と副交感神経に分かれ、それぞれが身体を活動的にする「アクセル」と休息・回復させる「ブレーキ」のように、ひとりでに働いています。

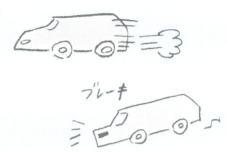

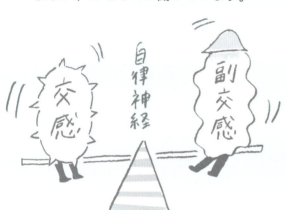

サウナ室と水風呂の往復で興奮と集中を促し、その後の外気浴と休憩でリラックスする。そうやって温め冷ますことで、アクセルとブレーキをふみこむように交感神経と副交感神経の働きを促すと、本来の機能が回復すると言われます。

ストレスの多い現代社会では、交感神経ばかり働いているそうです。しかも、副交感神経は首に集中しています。パソコン作業や携帯チェック……前かがみが続く現代人は首のコリが原因で、副交感神経が正常に働いていないそうです。これでは、うまく休めません。

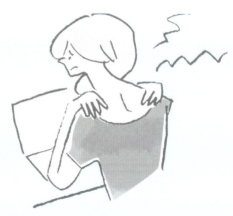

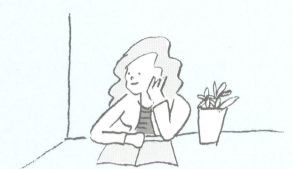

何も考えずにぼーっとしたり、リラックスした、ゆったりと落ち着いた時間を過ごすことで（サウナがぴったり！）、副交感神経の働きを高め、バランスのよい精神状態を心がければ、仕事場で自分の能力を最大限に発揮することができます。

リラックスして休んでいると、自分が本当にしたいことや好きなことが浮かんでくる、と言われます。休むとは自分が自分らしくなることかもしれません。副交感神経は幸福をもたらす、人類にとってとっても大切な神経なのですね。

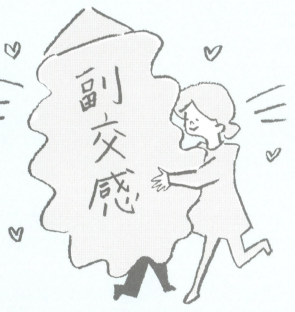

習慣化すれば変わってくる

サウナに毎日行く人、週末に一度行く人、さまざまですが、習慣化すると、サウナの効果が日常にあらわれてきます。
その頃には水風呂の冷たさに慣れて、す〜っと入れるようになり、水風呂＝気持ちいいとイメージするようになるでしょう。

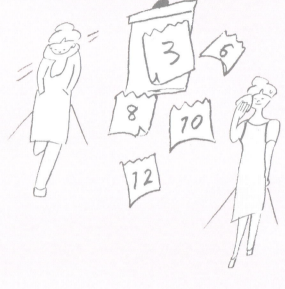

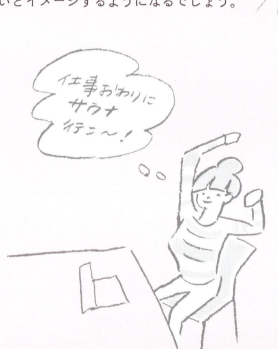

「ととのう」ことを覚えれば、サウナに行きたくてしかたがない、サウナでリフレッシュしたいと思うようになることでしょう。きっと、仕事の面でも、プライベートの面でも何かいいことが起こってくるはずです。

肌の調子がよくなっていたり、
風邪をひきにくくなっていたり、
冷え性が改善したり、健康に
なっているはずです。
何より、以前よりも明るい性格
になっているかもしれません。

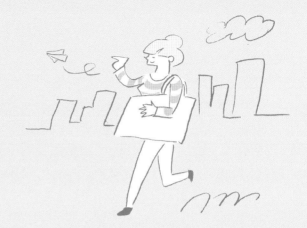

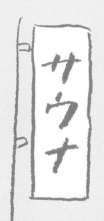

日常から離れ、サウナに行くことで積極的に休みを
とって、自分の全体性を取りもどす。そんな生活が
送れる人は、いつも元気でいられるのです。

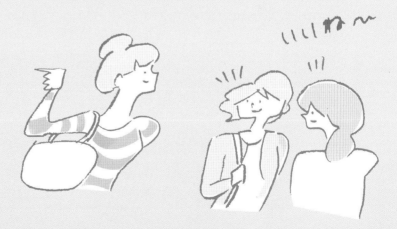

サウナのマナー

マナーは決まり事ではなく、人への思いやりや、気遣いのことだと思います。混んでいるサウナ室で寝っ転がって場所を広く占領する人は嫌がられますし、サウナ室で静かに瞑想したい人にとっては、話し声が大きく騒がしい人は迷惑です。周りを気にしつつ、大人な態度を心がけましょう。そのほうが気持ちいいし、ととのいます。

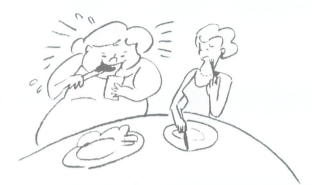

だからといって、身構えずに。サウナは心を開放する場所でもあります。
人がいないときを見計らって、サウナ室で寝っ転がるのも気持ちいいですし、(禁止されがちですが)水風呂に頭までずっぽり入るのも最高ですよ〜〜。

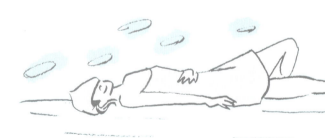

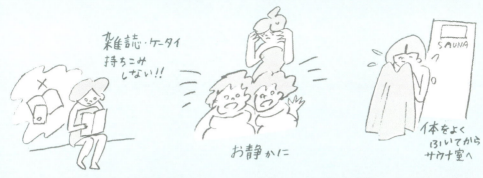

施設ごとにマナーやルールは違います

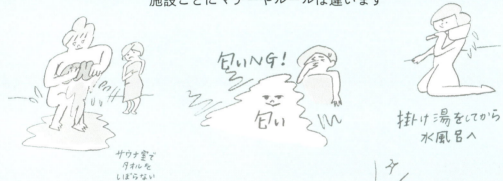

ちなみに、フィンランドでは「サウナ室では教会にいるようにしましょう」という金言があります。サウナ室は神聖な場所なのです。

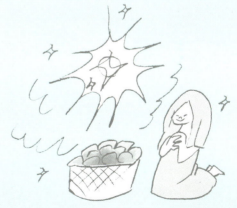

サウナにまつわる

ロウリュ

ロウリュは、フィンランドの言葉で「蒸気」という意味です。利用者がサウナストーブの上のサウナストーンに水をかけ、蒸気を発生させ、湿度を高めて体感温度を上げ、発汗をより促します。近年、日本のサウナ施設でも、アロマ水を混ぜた水を使ったロウリュサービスが人気です。

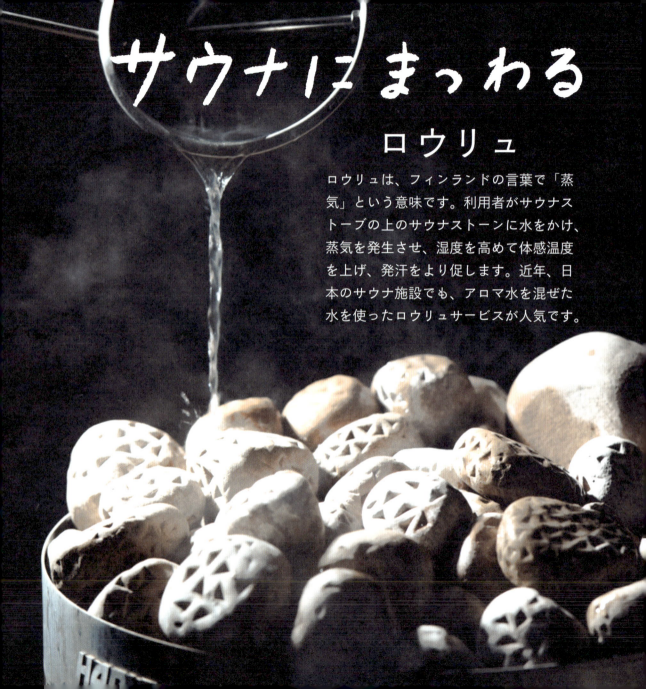

エトセトラ

アウフグース

ロウリュで上がった蒸気をタオルなどでサウナ室内に広げ、利用者を扇ぐことを「アウフグース」と言います。もともとドイツではじまったサービスで、日本でも「熱波」と呼ばれ、とても人気があります。スタッフがサウナ室に入ると利用客の拍手とともにパフォーマンスがはじまります。やみつきになる人が急増中です。

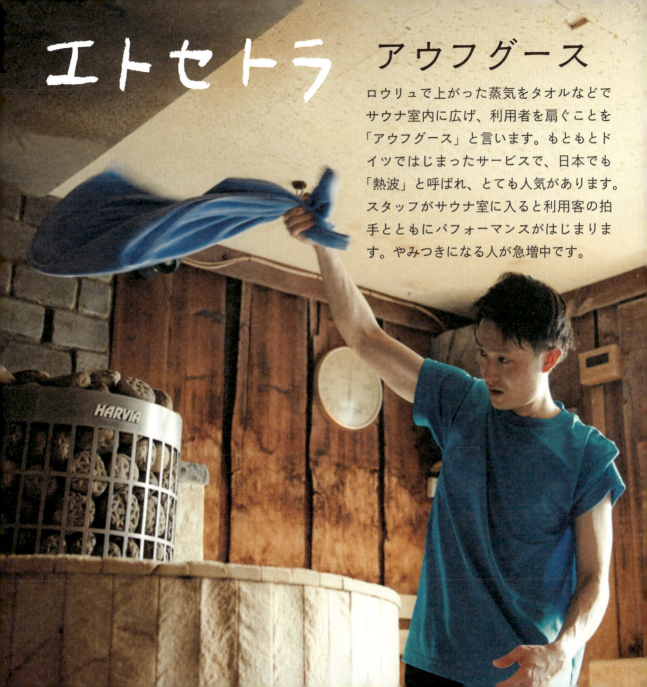

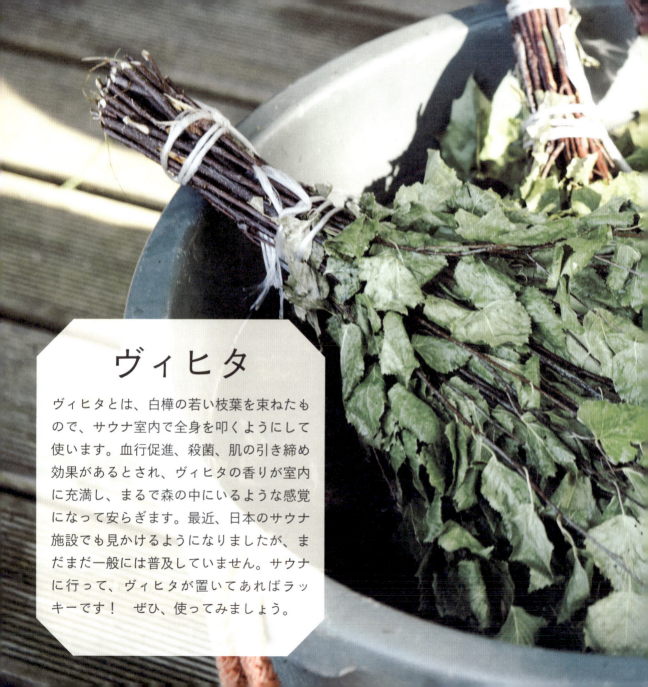

ヴィヒタ

ヴィヒタとは、白樺の若い枝葉を束ねたもので、サウナ室内で全身を叩くようにして使います。血行促進、殺菌、肌の引き締め効果があるとされ、ヴィヒタの香りが室内に充満し、まるで森の中にいるような感覚になって安らぎます。最近、日本のサウナ施設でも見かけるようになりましたが、まだまだ一般には普及していません。サウナに行って、ヴィヒタが置いてあればラッキーです！　ぜひ、使ってみましょう。

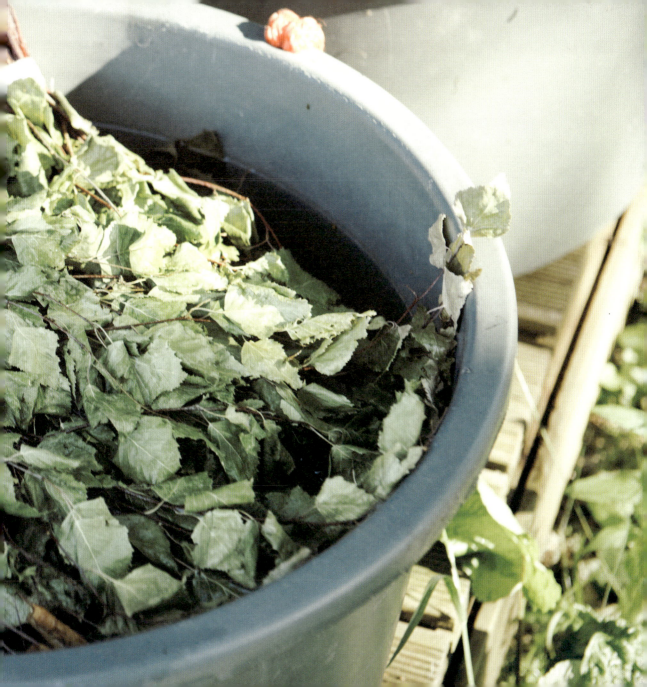

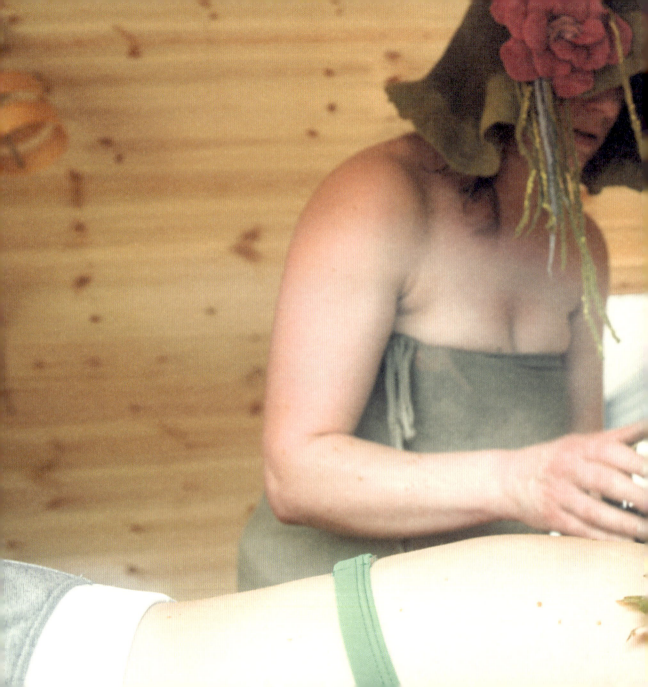

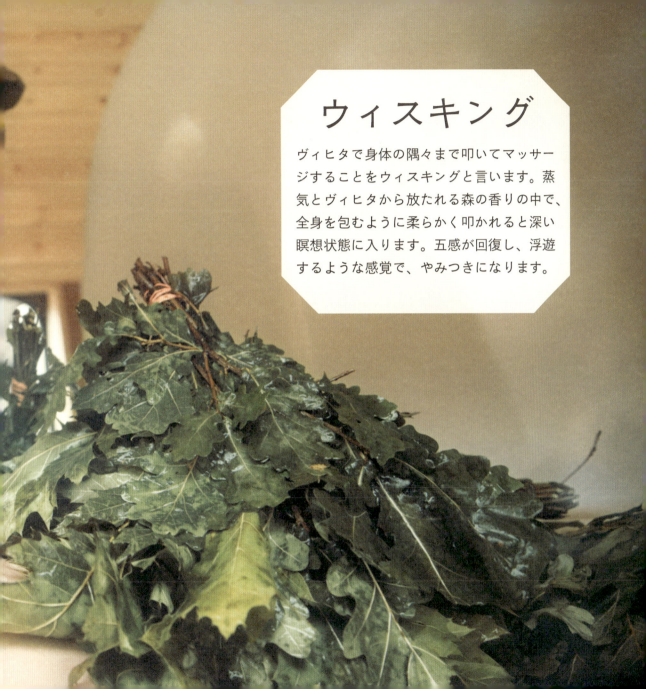

ウィスキング

ヴィヒタで身体の隅々まで叩いてマッサージすることをウィスキングと言います。蒸気とヴィヒタから放たれる森の香りの中で、全身を包むように柔らかく叩かれると深い瞑想状態に入ります。五感が回復し、浮遊するような感覚で、やみつきになります。

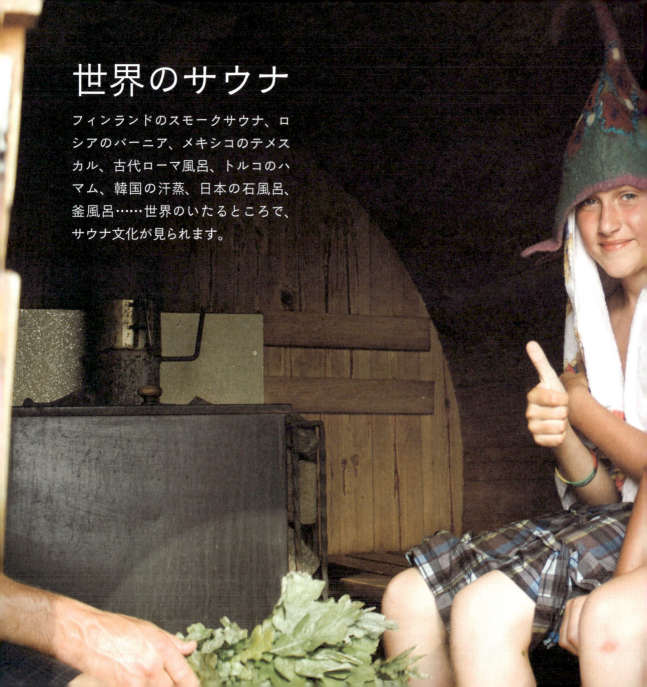

世界のサウナ

フィンランドのスモークサウナ、ロシアのバーニア、メキシコのテメスカル、古代ローマ風呂、トルコのハマム、韓国の汗蒸、日本の石風呂、釜風呂……世界のいたるところで、サウナ文化が見られます。

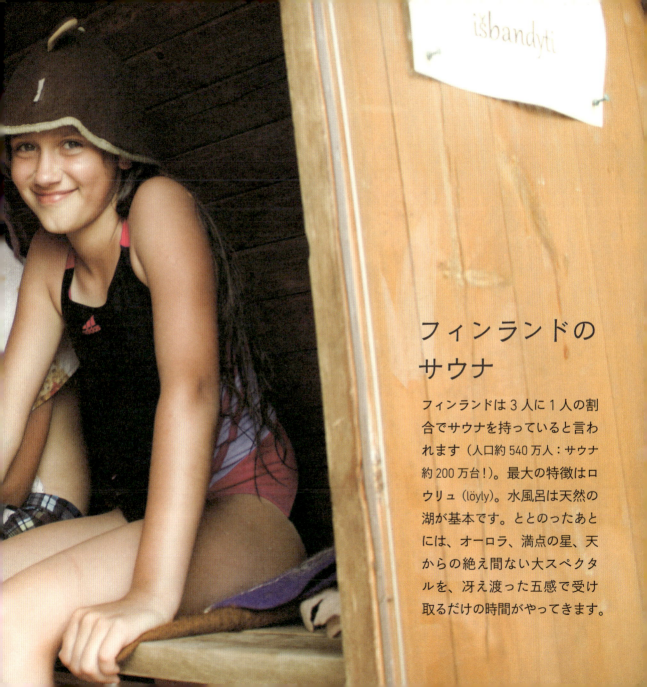

フィンランドのサウナ

フィンランドは3人に1人の割合でサウナを持っていると言われます（人口約540万人：サウナ約200万台！）。最大の特徴はロウリュ(löyly)。水風呂は天然の湖が基本です。ととのったあとには、オーロラ、満点の星、天からの絶え間ない大スペクタルを、冴え渡った五感で受け取るだけの時間がやってきます。

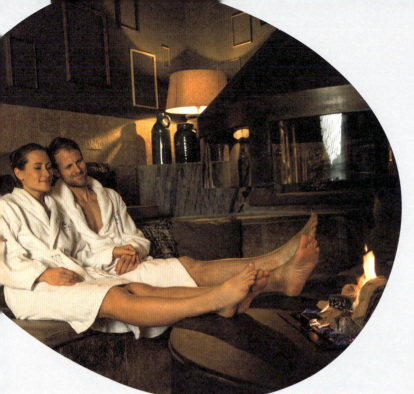

ドイツのサウナ

ドイツサウナの最大の特徴はアウフグース（aufguss）。「マイスター」はアウフグースをしながら、好きな音楽を流したり、ジョークで場を盛り上げたり、いろいろな方法で客を楽しませます。ちなみにドイツは男女混浴で、全裸での入浴が一般的です。

リトアニアのサウナ

特徴はウィスキング（whisking）。その名も「ウィスキングマスター」が、室内の温度と湿度をコントロールしながら、いろんな種類のヴィヒタで身体を軽く叩いたり、トリートメントをしてくれます。飲み食いしたり、おしゃべりしたり、とにかく時間をかけて、ゆっくりのんびり過ごします。ウィスキングが終わると、気持ちよすぎてフラフラになってしまうので、マスターが身体を支えて池まで導いてくれます。池の中では背中を下から支え身体を浮かべてくれます。

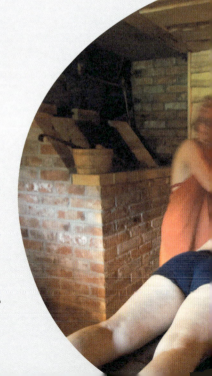

日本のサウナ

もともと日本には蒸し風呂文化があったので、サウナと日本人の相性はよいようです。サウナ室にテレビがあったり、食事のバリエーションが豊かだったり、マンガが読み放題だったり、宿泊ができたりする施設があるのは日本独自

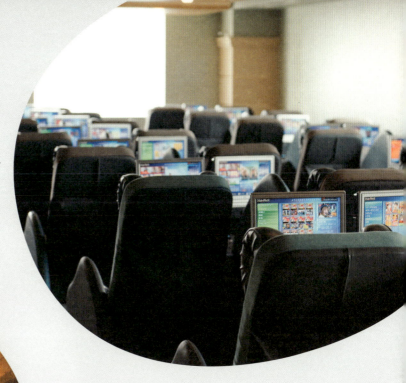

かもしれません。サウナはレジャーとして広く一般化し、おじさんの場所というイメージがつよいです。しかし、近年のサウナブームでは高温過ぎない、ロウリュのできる静かなサウナ（フィンランド式）が求められ、リラクゼーション効果を期待する、男女を問わない、幅広い年齢層の利用客が増えつつあります。

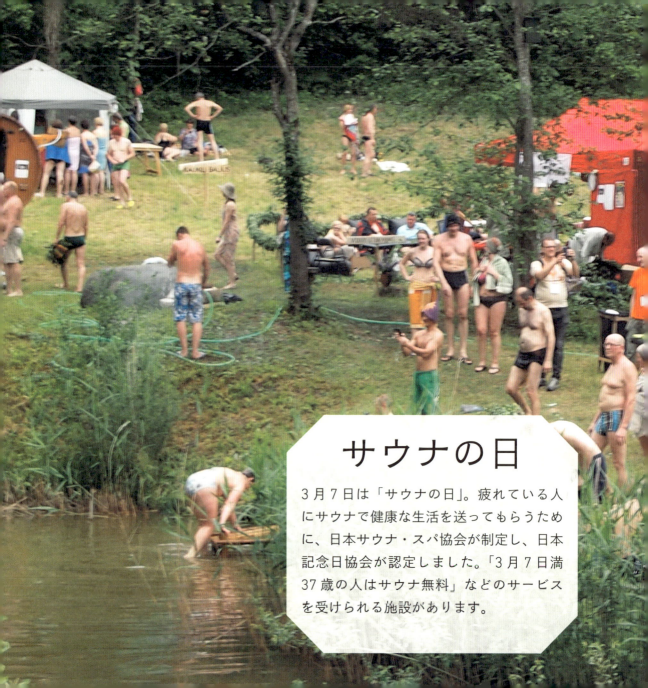

サウナの日

3月7日は「サウナの日」。疲れている人にサウナで健康な生活を送ってもらうために、日本サウナ・スパ協会が制定し、日本記念日協会が認定しました。「3月7日満37歳の人はサウナ無料」などのサービスを受けられる施設があります。

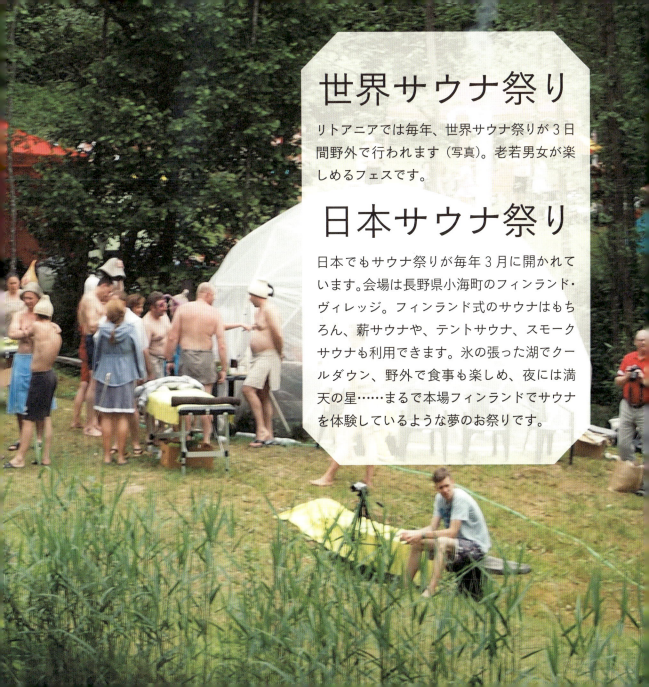

世界サウナ祭り

リトアニアでは毎年、世界サウナ祭りが3日間野外で行われます（写真）。老若男女が楽しめるフェスです。

日本サウナ祭り

日本でもサウナ祭りが毎年3月に開かれています。会場は長野県小海町のフィンランド・ヴィレッジ。フィンランド式のサウナはもちろん、薪サウナや、テントサウナ、スモークサウナも利用できます。氷の張った湖でクールダウン、野外で食事も楽しめ、夜には満天の星……まるで本場フィンランドでサウナを体験しているような夢のお祭りです。

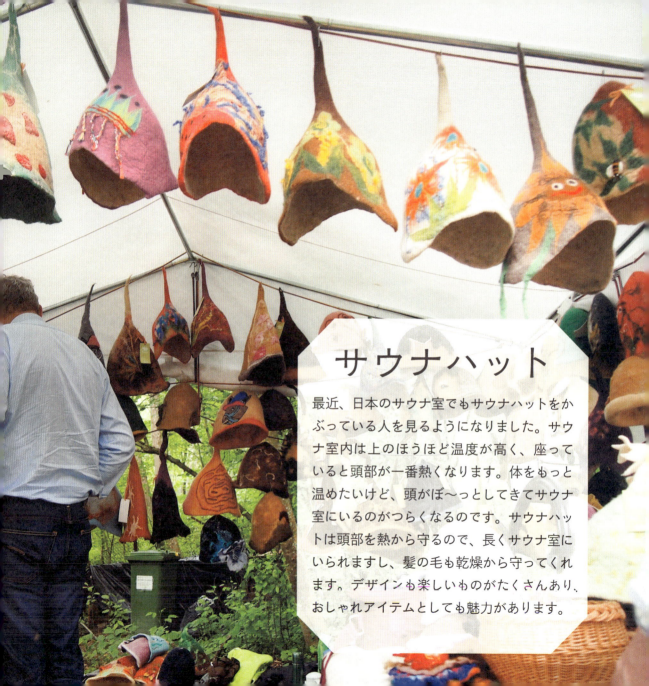

サウナハット

最近、日本のサウナ室でもサウナハットをかぶっている人を見るようになりました。サウナ室内は上のほうほど温度が高く、座っていると頭部が一番熱くなります。体をもっと温めたいけど、頭がぼ〜っとしてきてサウナ室にいるのがつらくなるのです。サウナハットは頭部を熱から守るので、長くサウナ室にいられますし、髪の毛も乾燥から守ってくれます。デザインも楽しいものがたくさんあり、おしゃれアイテムとしても魅力があります。

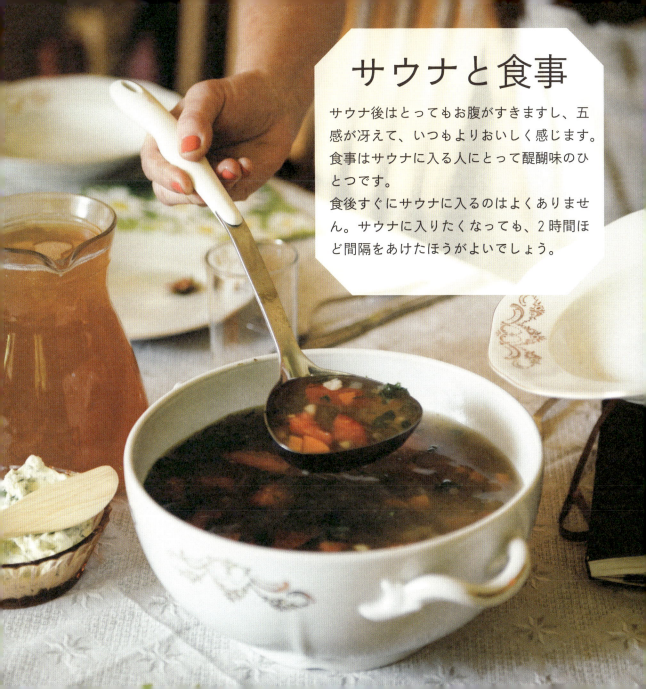

サウナと食事

サウナ後はとってもお腹がすきますし、五感が冴えて、いつもよりおいしく感じます。食事はサウナに入る人にとって醍醐味のひとつです。

食後すぐにサウナに入るのはよくありません。サウナに入りたくなっても、2時間ほど間隔をあけたほうがよいでしょう。

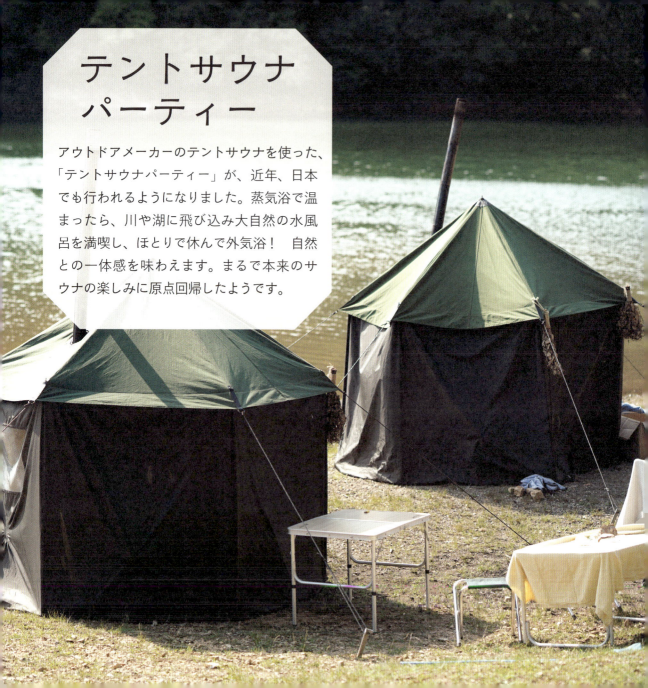

テントサウナ パーティー

アウトドアメーカーのテントサウナを使った、「テントサウナパーティー」が、近年、日本でも行われるようになりました。蒸気浴で温まったら、川や湖に飛び込み大自然の水風呂を満喫し、ほとりで休んで外気浴！ 自然との一体感を味わえます。まるで本来のサウナの楽しみに原点回帰したようです。

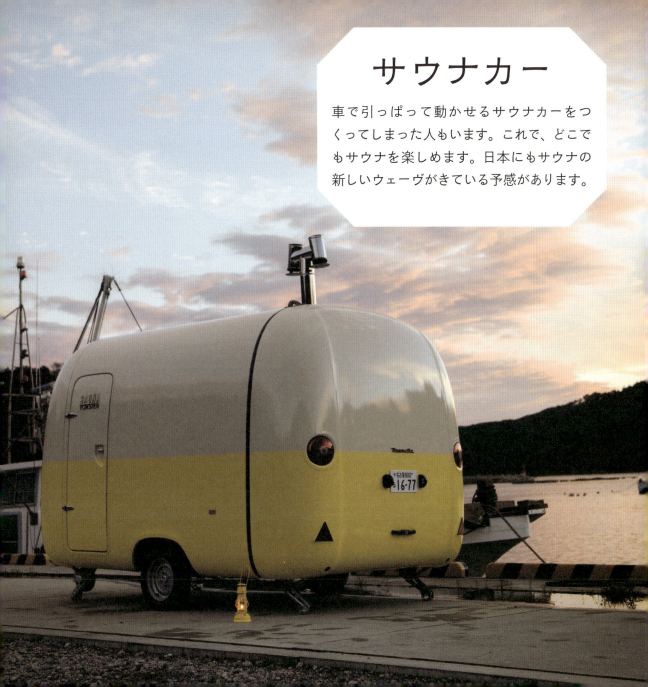

サウナカー

車で引っぱって動かせるサウナカーをつくってしまった人もいます。これで、どこでもサウナを楽しめます。日本にもサウナの新しいウェーヴがきている予感があります。

エピローグ

サウナがあるから

サウナの健康、精神面のメリットをいろいろ綴ってきました。でも、実は
そんなこと、本当はどうでもいいんです（最後になってこんなこというのもな
んですが）。サウナって気持ちがいいし、楽しいんですよね。

たしかに、風邪をひきにくくなったり、肩コリに悩まされることが減った
のは事実です。でもそれが、本当にサウナのおかげだったか、は正直わか
りません。

サウナの真の良さとは、生活の中で「気持ちいい」と感じられることです。
身体的、感覚的な「快」を求めて、今日もサウナに行くのです。

サウナがあるからもうひと踏ん張りできる。
サウナがあるから生活にメリハリがでる。
サウナがあるから、地方出張も楽しく感じる。
サウナをきっかけに友人の輪が広がる。
サウナで仕事したり、会議したり、少し離れたオフィスのように利用する。
近くに新しいサウナがオープンしたみたいなので出かけてみる。
また一つ、自分の居場所が増えた。

サウナを知ると人生の楽しみが増えたように感じると思います。

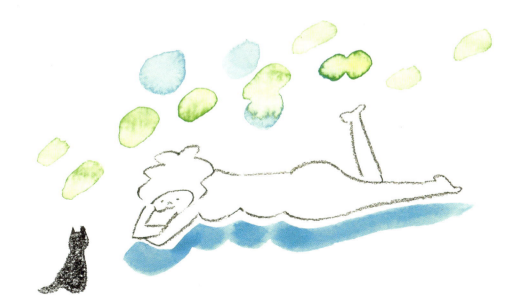

サウナ室に棲む主

サウナ室には年季の入ったサウナ熟練者のような人がたまにいます。彼らを「主」と呼んだりします。たぶん地元の人で、長きにわたってサウナに通い、習慣化し、生活と切り離せない密接な関係になったのでしょう。初心者のマナーを注意したり、仲間がくると大声で話しはじめるので、なんだか異様な存在感に居心地が悪くなる人も多いでしょう。

しかし、彼、彼女らはサウナの大先輩なので、静かに観察してみてはどうでしょう。冷水に表情ひとつ変えないで入水する姿はたくましく、上手にととのうためのヒントを与えてくれるかもしれません。

サウナでは、ときに、無理をして倒れてしまう人もいます。万が一、あなたが浴場で倒れたとき、主の手当は完璧かもしれません。

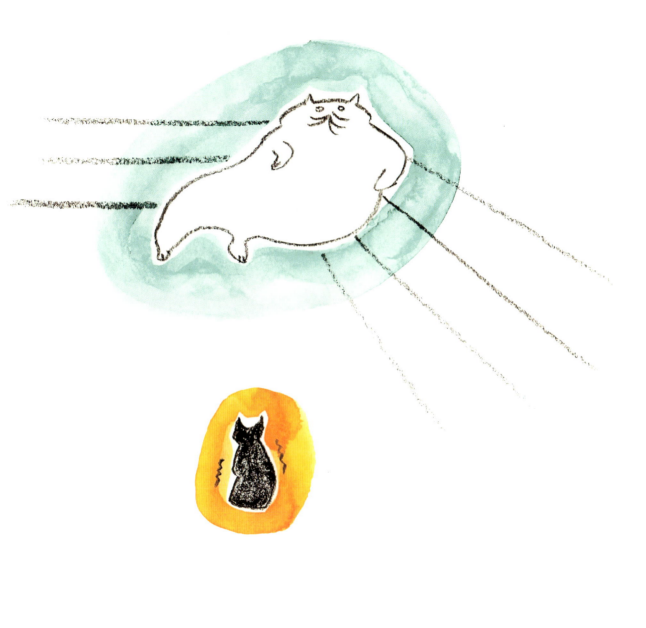

静かに、ぼ〜んやりしてる時間というのはなんて贅沢なんだろうと思います。だから私はサウナ室にはテレビは必要ない派です。いや、テレビはあってもいいのだけど、番組のチョイスが間違ってるなあと思います。犯行現場やミサイルの話、どの政治家が悪いとか不倫したとか、せっかくのサウナ空間が台無しです。

　人は日常から目を背ける遊びの時空間を必要として、歌を歌ったり踊ったり、絵を描いたり、物語に没頭したりする。私はサウナもそのようなものだと考えています。だからサウナ室では非日常を存分に味わいたいのです。照明も控えめな、薄暗〜いサウナ室が好きです。静かな室内でロウリュの音を全身で聞きながら、ぼんやりとする。サウナ室は静けさにこそ価値があると思っています。

　だけど、あまりにサウナ室内が静かすぎると、知らんオッサンのうめき声、知らんオッサンの汗が滴って床に落ちる音、知らんオッサンの身体を掻く音などが耳に入り、それはそれで気になったりして落ち着きません。

　そこで、うす〜くオルゴール音を鳴らしたり、オリジナルの心地いい音楽を小さく流したりしてるサウナ室もあって、なかなかいいです。

本場フィンランドのサウナ室には、音楽も、ましてやテレビなんてものはあ
りません。薪が燃えるパチパチする音、野外の鳥の美しい声、自然の音楽は飽
きることがありません。知らんオッサン達の声をひそめたおしゃべりもフィン
ランド語で、何言ってるのかわからないので最高でした。

　日本のサウナ室にテレビがあるというのは世界から見れば、異様なことです。
でも見方を変えればユニークで独創的であるとも言えます。相撲中継なんての
は相性がよくて、こっちも裸でむこうも裸、塩サウナ室だと握ってるのも同じ
だったりして、境界がなくなり、それはそれで非日常を楽しめたりするので、
テレビをどう使うかが問題なのですね。

　美しい清流の景色や音、現在の富士山の様子、成層圏から臨む青い地球のリ
アルタイム高解像度動画……なんかが映し出されてたらいいのにな～と、サウ
ナ室で目を閉じ、日本のサウナ室の未来を妄想してたりするのです。

　　　　タナカカツキ (サウナ大使)

発行日 2018年3月7日初版第1刷

文　タナカカツキ

マンガ家。著書には『オッス！トン子ちゃん』『サ道』『すばらしきインドア大自然～水草水槽のせかい』、天久聖一との共著『バカドリル』など。水草レイアウトの世界ランカーであり、日本サウナ・スパ協会公認のサウナ大使でもある。カプセルトイ「コップのフチ子」の企画、デザインなども。http://kaerucafe.com/

絵　ほりゆりこ

1978年大阪生まれ。さそり座A型。デザインやイラストの本職のかたわら「大自然と一体化」をテーマに主に関西を拠点に活動する Tent Sauna Party (http://tentsaunaparty.com/) 所属。リトアニアのサウナハットアーティスト、ヴィクトリアからワークショップを受け「TSP式サウナハット」を考案・制作（カバー裏参照）

編集 リトルモア加藤　編集者、ワインエキスパート。『水草水槽のせかい』担当時、大使から直々にサウナの良さを説かれ、すっかりハマる。人から悩み相談を受けるといつも「サウナ入れば？」の一言で解決しようとする。あの「タモリ倶楽部」には2度出演している。

デザイン 佐藤亜沙美／写真 池田晶紀（P28-33、36-39、58-61、64-65、67、71、73）／協力 日本サウナ・スパ協会、スカイスパYOKOHAMA（P58、59、67）、Claudius Therme, Cologne（P66）、Tent Sauna Party、FSC、女子部JAPAN（・v・）

発行者 孫 家邦／発行所 株式会社リトルモア／〒151-0051 渋谷区千駄ヶ谷3-56-6／Tel. 03-3401-1042／Fax. 03-3401-1052／URL. www.littlemore.co.jp／印刷・製本所 株式会社東京印書館
乱丁・落丁本は送料小社負担にてお取り換えいたします。本書の無断複写・複製・データ配信などを禁じます。
Printed in Japan © Katsuki Tanaka / Yuriko Hori　ISBN978-4-89815-474-8 C0076